LES

DÉBUTS DE L'ANTHROPOLOGIE

ET DE L'ANATOMIE HUMAINE

AU JARDIN DES PLANTES

M. CUREAU DE LA CHAMBRE et P. DIONIS (1635-1680)

PAR

M. E.-T. HAMY

Membre de l'Institut Professeur d'anthropologie au Muséum d'histoire naturelle.

Extrait de *L'Anthropologie*, (t. V, année 1894.)

PARIS

G. MASSON, ÉDITEUR

LIBRAIRE DE L'ACADÉMIE DE MÉDECINE

120, BOULEVARD SAINT-GERMAIN.

1894

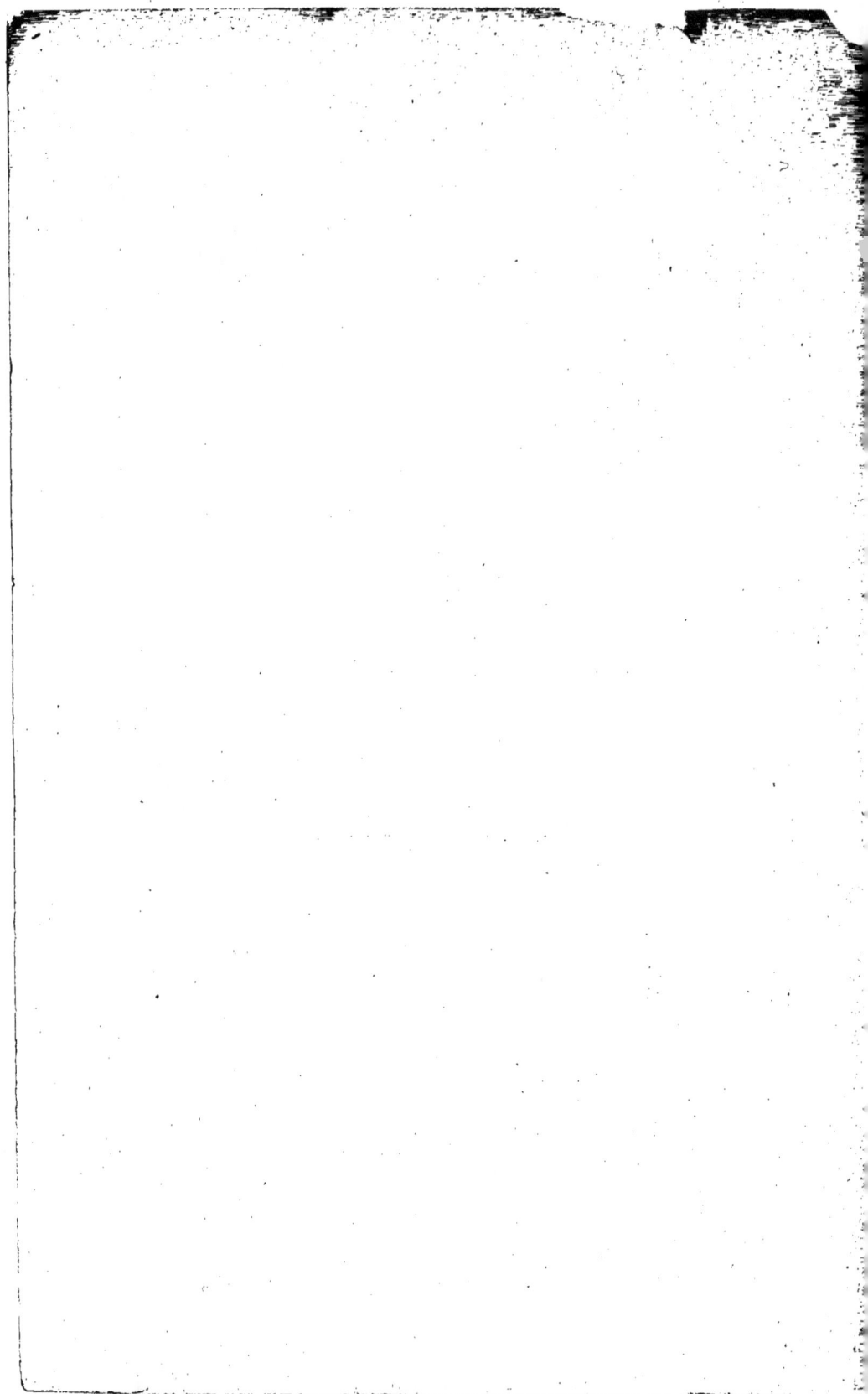

LES DÉBUTS

DE

L'ANTHROPOLOGIE ET DE L'ANATOMIE HUMAINE

AU JARDIN DES PLANTES

LES

DÉBUTS DE L'ANTHROPOLOGIE

ET DE L'ANATOMIE HUMAINE

AU JARDIN DES PLANTES

M. CUREAU DE LA CHAMBRE et P. DIONIS (1635-1680)

M. E.-T. HAMY

Membre de l'Institut, Professeur d'anthropologie au Muséum d'histoire naturelle (1).

Extrait de *L'Anthropologie*, (t. V, année 1894.)

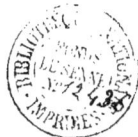

G. MASSON, ÉDITEUR

LIBRAIRE DE L'ACADÉMIE DE MÉDECINE

120, BOULEVARD SAINT-GERMAIN.

—

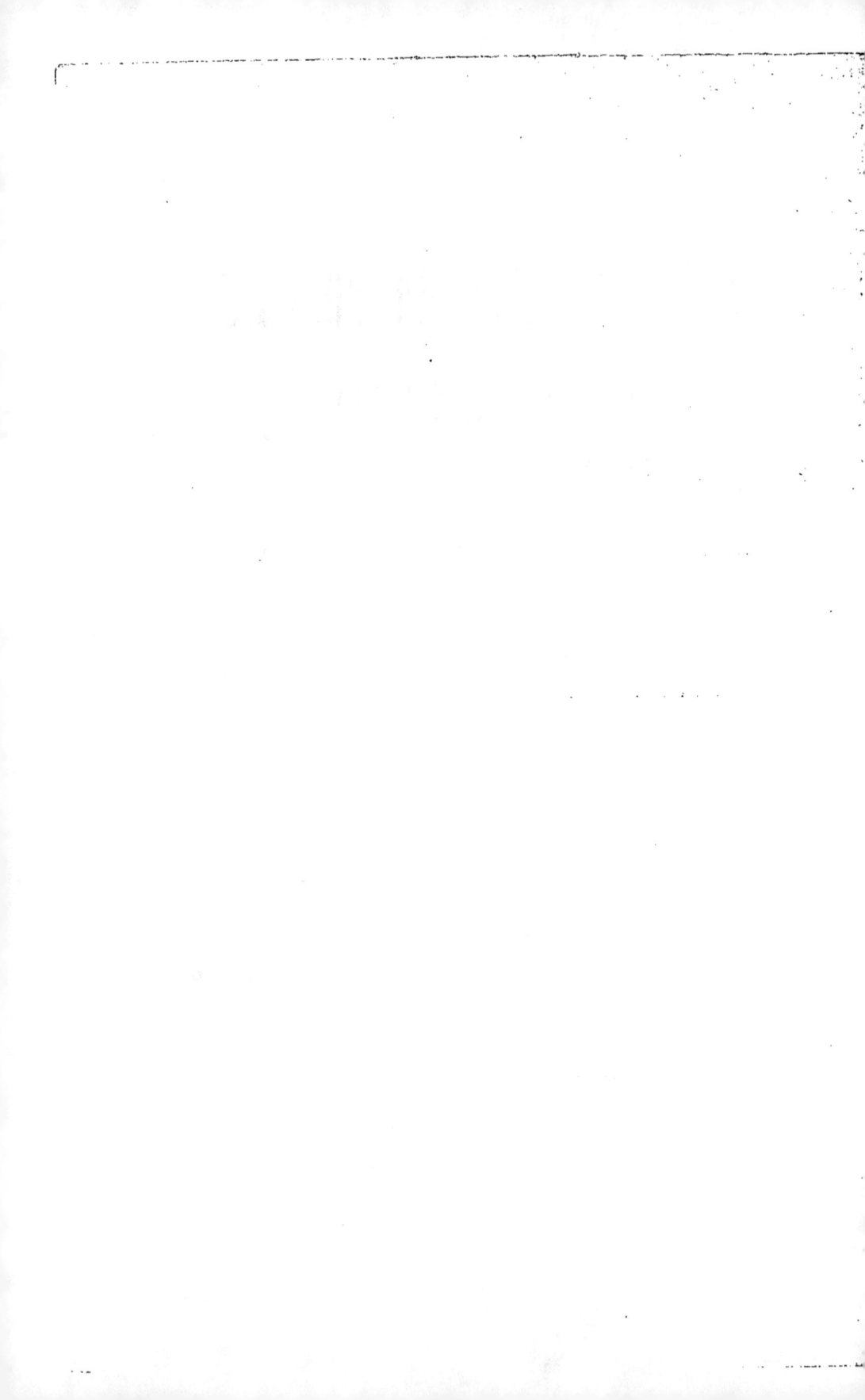

LES DÉBUTS

DE

L'ANTHROPOLOGIE ET DE L'ANATOMIE HUMAINE

AU JARDIN DES PLANTES

M. CUREAU DE LA CHAMBRE et P. DIONIS (1635-1680)

PAR

M. E.-T. HAMY

Membre de l'Institut, Professeur d'anthropologie au Muséum d'histoire naturelle (1).

Un écrivain, peu versé dans l'histoire des sciences naturelles, attribuait récemment à Buffon la fondation des cours de l'ancien Jardin du Roi, exclusivement consacrés jusque-là, disait-il, à l'étude de la botanique (2). Il ignorait Duverney, Dionis, Fagon, et bien d'autres illustres maîtres qui avaient démontré avec éclat l'anatomie, la chirurgie, la chimie et la pharmacie, plus d'un siècle avant que Buffon ait pris la direction d'un établissement déjà célèbre.

Cette assertion de M. Germain Bapst, formulée dans un court article de la *Revue des Deux-Mondes,* fut de nouveau produite par son auteur sous une forme un peu différente devant la Société de l'histoire de Paris (3) et l'on ne manqua point de rectifier bien vite dans cette docte compagnie une erreur aussi notable. M. le docteur Gannal, qui connaissait le texte d'une des déclarations royales les plus importantes pour l'histoire du passé de notre vieux Jardin (20 janvier 1673), s'est chargé de démontrer que les termes de cet

---

(1) Discours prononcé à l'ouverture du cours d'Anthropologie du Muséum, le 3 avril 1894.

(2) G. BAPST, *Histoire d'un cabinet minéralogique* (Revue des |Deux-Mondes, t. CX, p. 437, 15 mars 1892).

(3) ID., *Marat au Jardin des Plantes* (Bull. de la Soc. de l'Histoire de Paris et de l'Ile-de-France, 19e ann., p. 88-90, 1892).

acte permettent d'affirmer l'existence d'un enseignement à la fois médical, chirurgical et pharmaceutique, dès le mois de juin 1635, c'est-à-dire, cent quatre années avant l'avènement de Buffon (1).

M. Gannal s'est d'ailleurs plus spécialement appliqué, dans la courte note que je cite, à mettre en lumière le rôle fort actif de Duverney dans l'enseignement de l'anatomie humaine, au Jardin du Roi. Je voudrais remonter plus haut et compléter dans la mesure de mes forces ses savantes recherches, en vous retraçant aujourd'hui la vie et les travaux des prédécesseurs de ce grand anatomiste, Marin Cureau de la Chambre et Pierre Dionis, qui, pendant près d'un demi-siècle, ont honoré, dans cette chaire, chacun à sa façon, un enseignement qui a pris, dès l'origine, une physionomie propre, bien différente, vous allez le voir, de celles qu'ont présentée longtemps encore, après eux, les cours classiques des vieilles écoles officielles.

Ainsi que je viens de le rappeler avec M. Gannal, l'institution des cours publics est postérieure de quelques années seulement à la fondation de notre établissement par le roi Louis XIII. Nul d'entre vous n'ignore dans quelles conditions fut créé le Jardin royal, il y a deux cent soixante-huit ans. M. A. Milne Edwards (2), dans cette inoubliable cérémonie qui nous réunissait naguère autour du cercueil du fondateur de cette institution, vous exposait, en fort bons termes, les débuts bien modestes du premier Jardin des Plantes. Je vais seulement vous rappeler en quelques mots les dates principales de son histoire. Guy de la Brosse, en eut l'initiative (3). Empirique

(1) Dr GANNAL, *Cours d'anatomie au Jardin du Roi* (*Ibid.*, 20° ann., p. 21-24, 1893).

(2) *Translation et inhumation des restes de Guy de La Brosse et de Victor Jacquemont, faites au Muséum d'histoire naturelle, le 29 novembre 1893, sous la présidence de M. A. Milne Edwards*, Paris, 1894, br. in-4°, extr. du t. IV des *Nouvelles Archives du Muséum*.

(3) Voici la liste des pièces volantes, que j'ai pu retrouver, se rapportant aux démarches de Guy de la Brosse. Ce sont des plaquettes imprimées sans lieu ni date, dans le format in-4°. — *Au Roy*, 14 pp. — *A Monseigneur le tres-illustre et le tres-reverend cardinal, Monseigneur le cardinal de Richelieu*, 16 pp. — *A Monseigneur le Garde des Sceaux*, 6 pp. — *A Monseigneur le Superintendant des Finances de France*, 12 pp. (non pagin.). — *A Monsieur Bouvart, conseiller du Roy en ses Conseils et son premier Medecin*, 4 pp.

Ces pétitions sont reproduites, moins la dernière, à la suite du livre *De la nature, vertus et utilité des plantes*, sous le titre : *Dessein d'un jardin royal pour la culture de Plantes medecinales à Paris, où est amplement déduit la Raison de sa nécessité, et quel bien il peut apporter au public*, par Guy de la Brosse, Conseiller et Medecin ordinaire du Roy, désigné par Sa Majesté pour Intendant de ce Jardin, Paris, Rollin Baragnes, 1628, in-8° (p. 681-753).

Deux autres plaquettes in-4°. s. l. n. d., intitulées, l'une *Advis defensif du Jardin*

convaincu, pénétré de l'importance des simples pour la santé pu-
blique, il obtenait, après de persévérants efforts, et grâce au con-
cours d'Hérouard, premier médecin du Roi, l'édit (1) du 6 janvier 1626 (2), qui créait en principe, dans un des faubourgs de Paris,
un jardin des plantes médicinales. Puis avec l'appui de Charles
Bouvard, devenu premier médecin, il faisait acheter au Roi, le
21 février 1633 (3), pour le prix de 67,000 livres, la maison et les
terrains où il allait organiser ses collections et son enseignement.
Les plans du jardin furent promptement arrêtés et La Brosse les
présentait au Roi, à Fontainebleau, dès les derniers jours d'avril
1634 (4). Enfin un édit du 15 mai 1635 (5), consacrant les projets
arrêtés dès lors entre La Brosse et Bouvard, donnait au nouvel
établissement son organisation complète, en instituant à côté
de l'intendant du jardin et de son aide, chargés de la démonstration extérieure des plantes, trois « *démonstrateurs et opérateurs*
pharmaceutiques... pour faire la démonstration de l'intérieur des
plantes et de tous autres medicamens qui consistent en l'essence,
propriété et usage d'icelles et pour travailler eux-mêmes de la main
en présence de leurs Escoliers en toutes operations pharmaceutiques, tant ordinaires que chimiques, qui seront jugez nécessaires

Royal des Plantes Medecinales à Paris, suivi de l'*Ordre du Dessein du Jardin Royal
des Plantes Medecinales*, 46 pp. ; l'autre, *Memoire des Plantes Usagères et de leurs
Parties que l'on doit trouver à toutes occurrences, soit recentes ou seches selon la sai-
son, au Jardin Royal des Plantes Medecinales ; Ensemble les Sucs, les Eaux simples dis-
tilées, les Sels et les Essences*, 11 pp., ont été réimprimées, à la suite des pétitions
sus-mentionnées dans le *Dessein d'un Jardin*, etc. (p. 754-816 et 829-849).

(1) *Edict du Roy pour l'Establissement d'un Jardin des Plantes Medecinales*, br. in-4º
de 10 pp. — La brochure contient, outre l'Edit, un *Extrait des Registres du Parlement* du 6 juillet 1626 (p. 4-5), la Commission d'intendant de Guy de la Brosse,
donnée à Nantes par Hérouard le 7 août de la même année, et la Confirmation royale
datée du lendemain. Ces diverses pièces sont reproduites aux pages 817-828 du livre
De la Nature des Plantes, dans le corps du *Dessein d'un Jardin* cité plus haut.

(2) Je relève cette date du *6 janvier 1626*, qui n'est donnée dans aucune des copies
publiées, sur l'expédition de l'édit conservée aux Archives nationales (O¹ 1054, p. 8).

(3) Une ancienne copie de cet acte existe aux Archives nationales, dans un des
cartons de l'abbaye de Sainte-Geneviève (S. 1520).

(4) La *Gazette* du 2 mai 1634 (nº 54) contient l'article suivant :

« La semaine passée fut présenté au Roy par le sieur de la Brosse, l'un de ses
Medecins, le plan du jardin que Sa Majesté fait construire au faux-bourg Sᵗ-Victor
à Paris ; pour la culture des plantes médicinales, dont elle lui a donné l'intendance
et la demonstration extérieure sous la conduite de son premier Médecin : lequel
va commettre 3 autres Docteurs en Medecine pour la demonstration, des facultez
de ces simples, qui passent des cette année le nombre de quinze cens. »

(5) *Edit du Roy pour l'Establissement d'un Jardin Royal des Plantes Medecinales,
avec confirmation des Officiers dudit Jardin*. Du 15 may 1635 (Arch. nat., O¹ 1054.
p. 49).

pour les instruire de tous points en la science et opération manuelle de pharmacie. »

Le premier médecin, Ch. Bouvard, docteur régent de Paris, fort attaché à la Faculté qui lui avait donné ses grades, avait fait introduire, dans l'édit royal, une clause par laquelle les démonstrateurs devaient être *trois docteurs choisis des plus capables de la Faculté de Paris et non d'autres.*

Aussi dévoué aux intérêts de sa famille qu'à ceux de sa corporation, il avait donné à Jacques Cousinot, son gendre, la première des trois places instituées par l'édit (1). Urbain Baudineau, un ami de la famille, eut la seconde place (2). La troisième, qui par sa transformation presque immédiate, allait prendre le pas sur les deux autres, fut donnée « pour cette fois seulement, par une dérogation formelle » relevée dans l'édit, à un *conseiller, médecin ordinaire, de la Faculté de Montpellier.*

Marin Cureau de la Chambre, compatriote de Bouvard et depuis quelques mois médecin du chancelier Pierre Séguier, en fut le titulaire, et c'est lui encore, qui, dès le mois de juin de la même année, se trouva, au terme d'une nouvelle ordonnance royale, particulièrement employé pour « faire les démonstrations oculaire et manuelle de toutes et chacune des opérations de chirurgie, de quelque nature qu'elles puissent être » (3).

Ce Marin Cureau était originaire de la province du Maine. Les papiers de famille retrouvés par MM. l'abbé Esnault, Chardon, Coutard (4), nous apprennent qu'il est né en 1596, à Saint-Jean-

---

(1) Jacques Cousinot, nommé premier médecin du nouveau roi en 1643, à la place de Bouvard, son beau-père, paraît avoir été remplacé au Jardin royal par un docteur Bourgoin, que je trouve mentionné dans divers actes de l'abbaye de Sainte-Geneviève, mais dont je ne sais rien de plus.

(2) A. L. de Jussieu, qui a reproduit et annoté dans sa *Notice historique sur le Muséum d'histoire naturelle,* § 1 (*Annales du Muséum,* t. I, p. 7 et suiv.), une partie du texte de l'édit du 15 mai 1635, a trouvé la mention que voici sur Baudineau dans les Commentaires de la Faculté, pour 1669: *Doctor melioris notæ et insignis prudentiæ, de scholâ optimè meritus.* Ce texte nous apprend que Baudineau vécut juste aussi longtemps que La Chambre, son collègue. Il avait reçu le bonnet en 1627, huit ans avant sa nomination au Jardin royal.

(3) Nous n'avons pas encore retrouvé le texte de ces lettres de juin 1635, qui ne nous sont connues que par la mention qui en est faite dans la déclaration déjà citée de 1673 (*Déclaration du Roy pour faire continuer les Exercices au Jardin Royal des Plantes, registrée au Parlement et Chambre des Comptes le 23 mars 1673,* Paris, Fred. Léonard, 1673, br. in-4º de 4 pp. — Cf. Arch. nat., P. 2383, fº 661).

(4) Voy. R. KERVILER, *Le Maine à l'Académie française. Marin et Pierre Cureau de la Chambre* (1596-1693). *Étude sur leur vie et leurs écrits,* Le Mans, 1887, in-8º, avec portrait. — A. COUTARD, *Notes inédites sur Marin Cureau de la Chambre* (*Revue hist. et arch. du Maine,* t. XXX, 2e livr., 1891).

d'Assé, village à 18 kilomètres au nord-ouest du Mans, dans le petit domaine de la Chambre, dont il devait prendre le nom.

Son enfance s'était passée dans cette modeste demeure rurale, qui existe encore au centre du bourg de Saint-Jean. Puis il était allé étudier la médecine à Montpellier (1), s'était établi au Mans et marié avec la fille d'un médecin, Marie Duchesne, le 12 juin 1629, enfin, après trois ans environ de séjour dans cette ville, avait gagné Paris vers la fin de 1632.

Une pièce de vers latins, qu'il mit en tête d'une traduction des Aphorismes d'Hippocrate, fut le commencement de sa fortune (2). Ces aphorismes, aussi en vers latins, étaient l'œuvre encore inédite d'un médecin de Henri III, Gérard Denisot, que son petit-fils Jacques, allié des Duchesne, éditait sous les auspices de Pierre Séguier, dont il était le secrétaire. Les vers de Cureau étaient élégamment tournés, Séguier les remarqua : et quelques semaines plus tard, il faisait de Cureau son médecin ordinaire.

Séguier recherchait fort les hommages des gens de lettres et longue serait la liste des livres de toute sorte qui, dans de pompeuses préfaces, célèbrent, en vers ou en prose, ses bienfaits ou ses services. Cureau voulut faire comme tant d'autres et, à peine nommé, il réunissait hâtivement en un luxueux volume trois mémoires en tête desquels il inscrivait le nom de son nouveau maître (3).

Il semble, comme l'observe M. Hauréau dans son *Histoire littéraire du Maine* (4), que le médecin de Séguier ait voulu tout d'abord affirmer la souplesse et la variété de ses talents littéraires devant l'homme puissant qui devenait l'arbitre de ses destinées. Rien de plus disparate, en effet, que les trois morceaux bizarrement cousus par Cureau, pour être présentés au chancelier. C'est comme un habit d'Arlequin, sur les tons criards duquel les poètes l'Estoille, Gombaud, Boisrobert et Baudoin, intéressés, on ne sait trop comment,

(1) Du moins cela résulte-t-il du texte du décret de 1635. Astruc ne cite pourtant point Cureau parmi les docteurs de Montpellier, et les recherches que M. Sabatier vient de faire exécuter à mon intention dans les archives de l'ancienne Faculté de médecine sont restées infructueuses!

(2) Cf. R. KERVILER, *op. cit.*, p. 10.

(3) *Nouvelles pensées sur les causes de la lumière, du desbordement du Nil, et de l'Amour d'inclination*, par le sieur de la Chambre, Médecin de Monseigneur le Garde des Sceaux. A Paris, chez Pierre Rocolet, etc., 1634, in-4°. — Une première épître *A Monseigneur, Monseigneur, Messire P. Seguier, Garde des Sceaux de France*, ouvre le *Discours des causes de la lumière* (p. 1-10); une seconde épître, de 9 pages, aussi adressée à Séguier, est en tête de l'*Amour d'Inclination*.

(4) B. HAURÉAU, *Histoire littéraire du Maine*, v° *Cureau de La Chambre (Marin)*, nouv. édit., Paris, 1871, in-12, t. III, p. 188-219.

au succès de l'œuvre nouvelle, ont semé tour à tour les brillantes paillettes de leurs vers. Stances, sonnets, épigrammes célèbrent à l'envi et La Chambre et Séguier (1).

> .... veux-tu voir trois merveilles?

dit l'Estoille au chancelier :

> Tu n'as qu'à voir ces trois discours.

> Esprit vif et brillant entre les beaux esprits,

écrit à son tour Boisrobert :

> Ici le style éclate autant que la matière.
> Je t'admire, La Chambre, en lisant tes écrits.

Et Baudouin :

> Qu'il charme doucement mon âme
> Quand il peint ces vives clartés,
> Dont les rayons d'or et de flamme
> Nous découvrent tant de beautés.

Ces découvertes si belles, qui émeuvent à ce point les familiers du chancelier, n'existent cependant que dans l'imagination de l'auteur. Avec cette robuste confiance en soi-même, qui est une de ses plus grandes forces, La Chambre assure qu'il a enfin trouvé les causes de la lumière ou du débordement du Nil, et le lecteur, dont la curiosité est ainsi mise en éveil, est tout étonné d'apprendre que la lumière *est l'acte et l'entéléchie d'un corps qui a le moins de matière* ou que, si le Nil déborde, c'est sous l'influence du nitre en dissolution dans ses eaux. Vite il ferme le livre, laissant l'aimable Beaudoin admirer tout seul

> .... la peinture
> Qu'il nous fait du Nil et du Jour
> Et de ce que peut la Nature
> Pour nous engager à l'Amour.

Ce fut pourtant ce *perpétuel galimatias* — je reproduis l'expression du critique contemporain Sorbière (2) — qui conduisit La Cham-

---

(1) Les vers que je cite sont empruntés à une série de petits poèmes, imprimés en tête du volume. Voici les titres de ces diverses pièces : *Sur les trois discours de la lumière, du deshordement du Nil, et de l'amour d'inclination ; Stances à Monseigneur le Garde des Sceaux,* par de l'Estoille ; *Pour Monsieur La Chambre, sur son Discours de la lumière ; Stances* par Gombauld ; *A Monsieur de La Chambre, sur son Traitté de la Lumière, Épigramme* par Bois-Robert ; *Pour Monsieur de La Chambre, sur son Discours de la Lumière, Épigramme* par de l'Estoille. *Autre sur le même sujet,* par le même ; *Pour Monsieur de la Chambre, sur son Livre; Stances,* par J. Baudoin.

(2) *Sorberiana,* p. 78-79.

bre tout à la fois, en 1635, au Jardin royal et à l'Académie française :
« cette excellente Académie, qui juge parfaitement, disait-il dans
un de ses trois mémoires, de la beauté des parolles et des pensées. »

Si les *pensées* étaient médiocres, ou fausses, du moins les *paroles*
pouvaient plaire. Chez La Chambre, en effet, le discours se déroule
toujours en larges périodes, agréablement pondérées; le style est
châtié, quoique s'embrouillant quelquefois comme à dessein, grave
et majestueux, mais pédantesque, tel au demeurant qu'il pourrait
convenir aux lettrés auxquels il s'adressait.

De plus, l'auteur écrivait en français (1), traitant en langue usuelle
de questions de science demeurées presque constamment jusqu'a-
lors inaccessibles, dans un latin barbare, au plus grand nombre des
lecteurs, et on lui savait gré de rompre ainsi avec une tradition su-
rannée.

En cela comme en bien d'autres choses il ne faisait d'ailleurs
qu'imiter Guy de La Brosse, dont l'influence sur ses débuts scienti-
fiques et littéraires paraît avoir été considérable. Guy de La Brosse a
écrit, en français, dès 1623, un *Traité de la peste* (2), et en 1628 son
gros livre, trop oublié, de la *Nature des plantes* (3). Guy de La
Brosse a rédigé, en outre, un *Traité de la physionomie*, dont le manuscrit faisait partie de la bibliothèque de Séguier, et que j'ai retrouvé
à la Bibliothèque nationale (4), et nous verrons quelle large place
La Chambre a donnée dans ses travaux à ce genre d'études. Guy de
La Brosse, enfin, avait déclaré la guerre à Aristote, bravant ainsi,
avec un courage qu'on n'a pas assez remarqué, le Parlement et la
Sorbonne (5). La Chambre, moins fougueux, plus pondéré, sait faire
accepter de ses nouveaux confrères de l'Académie cette déclaration
très calme, mais très nette que l'on ne peut « estre blasme si on

(1) Voy. la préface pour le *Traité de la Digestion* « qui montre la nécessité qu'il
y a d'escrire les Sciences en François » (*Rec. des Épistres, Lettres et Prefaces de
Monsieur de la Chambre*, Paris, 1664, in-12, p. 267-281).

(2) *Traicté de la Peste fait par Guy de la Brosse, médecin, avec les remedes pre-
servatifs*, Paris, Jeremie et Christophle Perier, 1623, in-8°.

(3) *De la nature, vertu et utilité des plantes*, divisé en cinq livres par Guy de la
Brosse, Conseiller et Medecin ordonnaire du Roy, Paris, Rollin-Baragnes, 1628, in-8.

(4) Bibl. nat., Mss. fr. 19953 (ancien Saint-Germain, 1912). — Ce manuscrit est intitulé *Phisionomie de Monsieur de la Brosse*.

(5) En 1624, quatre ans seulement avant la publication de la *Nature des Plantes*,
le Parlement de Paris, à la requête de la Faculté de théologie, bannissait de son
ressort les auteurs de trois thèses contre la doctrine d'Aristote, et interdisait, *sous
peine de vie*, d'enseigner aucunes maximes contre les auteurs anciens et approuvées
(*Merc. franc.*, t. X, p. 503 et suiv. — Cf. H. MARTIN, *Histoire de France*, 4e édit., t. XII,
p. 15, 1862, in-8°).

cherche de nouvelles routes, si l'on prend d'autres guides et si on laisse hardiment Aristote (1) et Galien, comme ils l'ont fait de ceux qui les ont précédés.» Quoi que l'on en veuille dire, ajoute-t-il encore, « nous sommes dans la vieillesse du monde et de la philosophie ; ce qu'on appelle antiquité en a esté l'enfance et la jeunesse ; et apres qu'elle a vieilli par tant de siecles et tant d'experiences, il ne seroit pas raisonnable de la faire parler comme elle a fait dans ses premieres annees et de lui laisser les faiblesses qui se trouvent aux opinions qu'elle a eues à cet âge-là.» C'est cet esprit nouveau qui anime Cureau de La Chambre quand il entre au Jardin royal, à la suite des deux édits d'avril et juin 1635. Ce sont ces principes de libre discussion, tempérée par la modération et la gravité de son caractère, qu'il a dû faire prévaloir dans cet enseignement qu'il a conservé — les pièces officielles en font foi — pendant plus de trente-quatre années.

Il ne nous est malheureusement resté aucun souvenir direct de ce long professorat. La Chambre, qui a écrit une quinzaine de volumes, ne fait aucune allusion nulle part aux démonstrations dont il avait la charge. Il est vrai que les lettres, en fort petit nombre, qu'il a laissé publier de son vivant (2) (on n'en connaît guère d'autres, ajoutons-le bien vite), ne contiennent presque aucun renseignement auto-biographique. Tout ce qu'on y a pu rencontrer, c'est quelque allusion à son éloignement des siens pendant la première Fronde (3), ou encore l'expression, très adoucie, de sa déconvenue, quand, après la mort de Vautier (1652) dont il se montre fort peiné (4), la charge de premier médecin lui échappe au profit de Vallot.

Marin Cureau de La Chambre ne parlait donc presque jamais de lui. Cet écrivain prolixe, au point d'en devenir fatiguant, a gardé sur son enseignement le même silence que sur sa pratique, silence d'autant plus regrettable que la période durant laquelle il fut en fonctions au Jardin royal est plus obscure et plus mal connue.

---

(1) Cette liberté que prend La Chambre avec Aristote ne l'empêche point d'ailleurs d'exprimer pour ce grand philosophe une « veneration singuliere » et de déclarer qu'après le grand Hippocrate il ne connait « personne dans l'Antiquité qui ait parlé si raisonnablement de la Nature que luy » (*Lettre à Monsieur Papin* [*Rec. cit.*, p. 93]).

(2) *Recueil des Epistres, Lettres et Prefaces de Monsieur de la Chambre*, Paris, Cl. Barbin, 1664, in-12. — La Chambre avait pour la littérature épistolaire une naturelle *aversion* : « J'aimerois mieux, disait-il plaisamment, pour entretenir un ami faire dix lieües que dix lignes » (*Lettre à M. de Sainte-Garde, à Madrid*, p. 117).

(3) *Lettre à M. Bourdelot* (*Rec. cit.*, p. 71).

(4) *Lettre à M. L. C.* (*Rec. cit.*, p. 103-104).

L'état de choses créé par Guy de La Brosse n'est fixé que par des gravures et des plans, qui représentent plutôt ce qu'il a voulu faire que ce qu'il a réellement exécuté. La lutte des Bouvard avec Vautier ne nous est connue que par quelques pièces officielles, et l'enseignement pyrotechnique de Davisson, le docteur d'Aberdeen, qui fut un instant intendant du Jardin après le départ de Bouvard fils

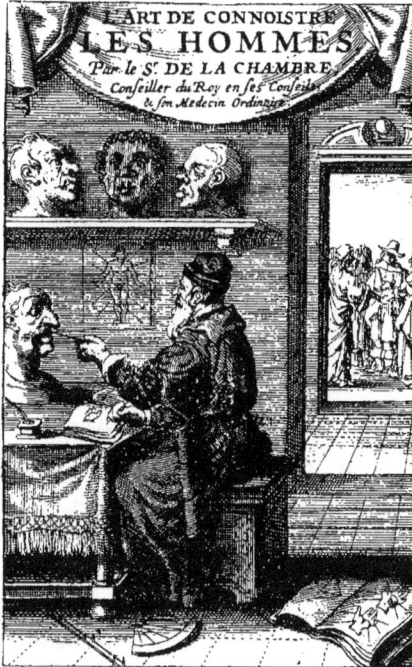

L'ART DE CONNOISTRE
LES HOMMES
Par le S^r DE LA CHAMBRE
Conseiller du Roy en ses Conseils
& son Medecin Ordinaire

A AMSTERDAM,
Chez Iacques le Jeune. 1660.

(1649-1651), n'a laissé d'autres souvenirs que ceux qu'il faut chercher dans ses deux livres de *Chimiatrie*.

Non seulement La Chambre ne dit rien de ces personnages qu'il coudoyait, de ces épisodes qui se passaient sous ses yeux, dans l'enceinte même où il faisait ses cours, mais encore on en est réduit, pour se faire une idée des choses qu'il démontrait, à prendre, un par un, dans l'ordre chronologique, les ouvrages qu'il nous a laissés. On peut suivre ainsi, année par année, la succession des travaux qui l'occupent, et dont, pour quelques-uns au moins, rentrant dans les programmes d'enseignement du Jardin royal, il est permis de penser qu'il entretenait les auditeurs de ses démonstrations.

On est amené ainsi à supposer, avec quelque raison, que le nouveau professeur s'est d'abord plus particulièrement occupé de la physiologie de l'estomac. En effet, le premier ouvrage qu'il ait donné, l'année qui a suivi sa nomination au Jardin et à l'Académie, est intitulé : *Nouvelles conjectures sur la digestion* (Paris, 1636). Dans ce volume, dédié à Richelieu, La Chambre explique la fonction digestive par une sorte de dissolution opérée par le mouvement des esprits animaux qu'il compare à l'action de la vapeur de soufre attaquant le fer. C'est un premier essai de théorie chimique de la digestion, sans expériences, sans observations précises, et qui n'a point laissé de trace dans l'histoire de la physiologie.

Les années suivantes nous le montrent préoccupé *d'un grand dessein*, qui absorbera désormais presque tous les loisirs que pourra lui laisser une pratique de plus en plus étendue. Il a commencé son célèbre ouvrage, *Les characteres des passions* (1), où il se propose d'étudier non seulement les passions, les vertus et les vices, mais encore « *les mœurs et les coutumes des peuples*, les diverses inclinations des hommes, *les traits de leur visage,* » toute une ethnographie, toute une anthropologie, jusqu'alors complètement ignorées, dont il entrevoit l'importance et qui dut, plus d'une fois, fournir les sujets de ses démonstrations du Jardin royal.

La première division de l'ouvrage, dont la publication commençait en 1640, fait connaître les caractères des passions, des vertus et des vices : « Ceux qui ont naturellement le même air qui accompagne les passions ou les actions des vertus et des vices, sont naturellement enclins aux mêmes passions et aux mêmes actions. » Une seconde division devait être « tirée de la ressemblance que les hommes ont avec les animaux » et apprendre « que ceux qui ont quelque partie semblable à celles des Bestes ont aussi les mêmes inclinations qu'elles. » La troisième, fondée sur la beauté des sexes, aurait montré « que les hommes qui ont quelque chose de la beauté féminine, sont naturellement efféminés et que les femmes qui ont quelque chose de la beauté virile, participent aussi aux inclinations des hommes. » La quatrième, plus particulièrement intéressante à nos yeux, traite-

---

(1) *Les Characteres des Passions*, par le sieur de la Chambre, Medecin de Monseigneur le Chancelier, Paris, Rocolet, 1640, in-4°. — Le dernier volume de cet ouvrage « où il est traitté *de la Nature, des Causes et des Effects des larmes, de la crainte, du desespoir* » a paru à Paris, chez Dallin, en 1662.

rait de la ressemblance que les hommes d'un climat ont avec ceux d'un autre : « *Ainsi ceux qui ont le nez camus, les lèvres grosses, les cheveux crespez et le teint bazané comme ont les Maures* (c'est-à-dire les nègres), sont subjects aux mesmes vices auxquels ceux-cy sont enclins. » Enfin, la cinquième aurait pris le nom de *syllogistique* : il n'y a pas lieu de s'y arrêter ici.

La première partie de cet immense travail fut intégralement publiée ; le cinquième et dernier volume paraissait à Paris vingt-deux ans après le premier, en 1662. Des fragments de la seconde et de la troisième partie ont vu le jour isolément : nous avons ainsi un *Traité de la connoissance des animaux* (1648) où La Chambre réfute Descartes, en montrant que les bêtes peuvent penser et raisonner (1) ; un *Discours de l'amitié et de la haine qui se trouvent entre les animaux* (1667), développement de l'un des chapitres qu'il avait écrits sur la connaissance des bêtes (2) ; enfin et surtout le curieux ouvrage intitulé : *L'art de connoistre les hommes*, publié en trois volumes (1659-1666), où il est longuement question de la *connoissance de l'âme*, mais où l'étude des caractères anthropologiques et ethnographiques, rejetée dans la quatrième division du grand œuvre projeté par La Chambre, n'est malheureusement qu'indiquée.

Et pourtant La Chambre avait poussé assez loin cette étude. Non seulement il s'était appliqué à l'examen de la physionomie sous le nom de *métoposcopie*, de la main sous celui de *chiromance* (il a consacré à ces recherches deux lettres en forme de discours). Mais il s'entourait, au Jardin royal sans doute, d'instruments et de matériaux d'étude jusqu'alors tout à fait inusités. Une curieuse gravure, qui est en tête de la charmante édition elzévirienne de l'*Art de connoistre les hommes*, publiée à Amsterdam chez Jacques Le Jeune (3), en 1660, montre un laboratoire où un vieux savant, orné de la longue barbe que portaient alors les médecins, la tête coiffée d'un bonnet fourré, le corps enveloppé d'une ample robe à larges manches retombantes, mesure de la main gauche, avec une sorte de compas, un buste en plâtre posé devant lui sur une table, tandis qu'un registre ouvert, sur lequel la main droite appuie, attend le chiffre que

---

(1) *Traité de la connoissance des Animaux, où tout ce qui a été dict Pour et Contre le Raisonnement des Bestes est examiné,* par le sieur de la Chambre, Medecin de Monseigneur le Chancelier. Paris, Rocolet, 1648, in-4°. — D'Allin, 1664, in-12.

(2) *Discours de l'Amitié et de la Haine qui se trouvent entre les Animaux,* par Monsieur de la Chambre, Paris, Claude Barbin, 1667, in-8°.

(3) *L'art de connoistre les hommes,* par le sieur de la Chambre, conseiller du Roy en ses Conseils et son Medecin ordinaire. Amsterdam, Jacques le Jeune, 1660, in-24. — J'ai reproduit ci-dessus le curieux frontispice de ce petit volume.

l'observateur va recueillir. Une image piquée au mur montre de face une figure en pied, sur laquelle sont indiqués un certain nombre de points singuliers. Au-dessus, sur une tablette, grimacent trois autres plâtres, dont une tête de nègre, parfaitement reconnaissable. Par terre, un pied de cordonnier, un rapporteur et un grand album où se voient dessinés deux mains, un cercle et un triangle.

Il n'y a pas à s'y méprendre : c'est un véritable laboratoire d'anthropologie, dont nous avons ainsi la nette vision après deux cent trente-quatre ans. La porte est largement ouverte, et nous apercevons au loin, dans un vestibule, divers personnages des deux sexes, causant en attendant le maître, qui prépare quelque chapitre disparu de l'*Étude sur les traits du visage*, annoncée dès 1640.

J'ai laissé de côté, dans cet examen rapide des écrits de Marin Cureau de La Chambre, les recherches hippocratiques qu'il fit paraître en 1655 (1) et qui ont pu, elles aussi, servir de thème à quelque démonstration du Jardin. Ce spécimen d'une nouvelle méthode pour expliquer les aphorismes est dédiée à la Faculté, avec laquelle, quoique docteur de Montpellier ou d'ailleurs, il s'efforce d'entretenir de bonnes relations.

Je n'ai point parlé non plus d'une traduction du premier livre de la Physique d'Aristote, qui complète ce volume.

Il eût été peut-être intéressant d'étudier de plus près d'autres livres encore de La Chambre, sur la physique, tels que les *Conjectures sur l'iris* (arc-en-ciel) de 1650, le *Traité de la lumière* de 1657 et de montrer la place qu'ils occupent dans l'histoire de la science, en les mettant en présence des écrits de même nature dus à Descartes, Fermat, Costar, etc. Mais c'eût été m'éloigner beaucoup trop du sujet de cette leçon.

La Chambre a travaillé jusqu'au dernier jour d'une longue vie. Il répétait volontiers que « le Sage nous enseigne qu'il faut vivre chaque jour comme si on devoit mourir le lendemain, et travailler comme si on devoit toujours vivre » et « qu'il n'y a point d'occupation si agreable que d'apprendre à se connoistre et à connoistre les autres » et il ne cessa jusqu'au bout d'avancer son ouvrage sur la connaissance des hommes (2).

---

(1) *Novæ Methodi pro explanandis Hippocrate et Aristotele specimen, clarissimis scholæ parisiensis medicis D. D. Mariuus Curœus de la Chambre*, Regis à Sanctioribus Consiliis et Medicus ordinarius, Parisiis, apud P. Rocolet, 1655, in-4°.

(2) *Le Système de l'Ame*, par le sieur de la Chambre, Paris, J. d'Allin, 1664, in-4°. *Préface.*

Il mourut le 29 novembre 1669, et Guy Patin, qui n'avait pas oublié la dédicace du *Novæ methodi specimen*, le traita avec une bienveillance inaccoutumée.

« C'est un grand homme mélancolique, qui a beaucoup écrit et principalement des caractères des passions... Il est savant, tout ce qu'il a écrit est fort bon. Mais les honnestes gens meurent comme les autres... La mort n'épargne personne, pas même les savans qui vivent souvent moins que les autres. » Et plus loin : « Il étoit de l'Académie un des premiers et un des plus eminens, tant à cause de sa doctrine qui n'étoit point commune, que pour le crédit qu'il avait chez M. le Chancelier, en vertu de quoy il étoit officieux et bienfaisant à ceux à qui il pouvoit servir et qui avoient quelque affaire en ce pays de chancellerie (1). » Témoignage précieux, pourrions-nous dire avec M. Kerviler, le dernier biographe de La Chambre.(2), en évoquant le souvenir des diatribes de Guy Patin contre Renaudot et La Brosse.....

Marin Cureau de La Chambre était devenu fort caduc dans les derniers temps de sa vie, et les démonstrations qu'il avait faites au Jardin des Plantes étaient si complètement oubliées que, pendant deux années encore après sa mort, on négligea de pourvoir à la vacance de la charge.

Ce fut seulement à la fin de juillet 1671 (3), que, sur la présentation de Vallot, et, grâce à l'intervention de Colbert, le roi voulut bien nommer le fils à la place du père. François Cureau de la Chambre vit ainsi s'ajouter aux nombreuses fonctions qu'il occupait déjà, celle qu'avait eue l'auteur de ses jours pendant plus de trente-quatre ans dans le Jardin royal.

François Cureau avait vu le jour au Mans, tandis que ses parents demeuraient en cette ville, avant de venir à Paris. Il était né le 19 juillet 1630, dans cette élégante demeure de la ville haute, connue des amateurs d'art sous le nom de *Maison d'Adam et Ève*. Il avait reçu le bonnet de docteur aux écoles de la rue de la Bûcherie, le 3 août 1656, et depuis lors, sous l'égide paternelle, il avait pris peu à peu dans le monde officiel une situation médicale tout à fait exceptionnelle.

Premier médecin de la Reine, médecin ordinaire du Roi, en l'absence du premier médecin, médecin ordinaire des Bâtiments

(1) *Lettr.*, pass.
(2) R. Kerviler, *op. cit.*, p. 100.
(3) *Provisions de la charge d'opérateur démonstrateur... pour M. de la Chambre* (31 juillet 1671). (Arch. nat., O¹ 15, f° 347 v°.)

« pour avoir soin de tous les officiers servans et employez en l'Estat », médecin « pour servir auprès de l'Amiral de France », François Cureau de la Chambre fut tout cela pendant les onze années qu'il survécut à son père.

Son temps était complètement absorbé par cette médecine officielle : aussi, reconnaissant qu'il ne pouvait pas exercer utilement la charge de professeur, que la munificence royale lui avait fait obtenir, il commettait, dès 1672, un docteur régent de la Faculté de médecine, Pierre Cressé, pour tenir, à sa place, les *discours anatomiques* et, pour faire les dissections et démonstrations, un praticien déjà célèbre, Pierre Dionis, « chirurgien du Roi servant par quartier ».

On remarquera que la création de ces deux suppléances est antérieure de quelques mois à peine à une déclaration royale extrêmement importante, et à laquelle on est en droit de supposer que François Cureau, désireux d'assurer le succès des exercices qu'il réorganisait, sous les auspices de d'Aquin, le nouveau premier médecin, n'est point demeuré étranger.

Cet acte de l'autorité royale, daté du 20 janvier 1673, dont j'ai déjà signalé l'intérêt historique au commencement de cette leçon, a surtout pour objet de garantir aux professeurs du Jardin royal la liberté de *faire les opérations chirurgicales, dissections et démonstrations anatomiques* et ordonne que « le premier corps exécuté leur soit délivré par préférence à tous autres, même aux Doyen et Docteurs de la Faculté de médecine de Paris, nonobstant tous priviléges à ce contraires et ensuite alternativement » à la charge, que « les dits cours et demonstrations seront faites par les professeurs dudit Jardin royal gratuitement en la manière accoutumée (1). »

Cette déclaration, enregistrée au Parlement et à la Cour des Comptes le 23 mars 1673 (2), mit fin à l'opposition de ceux « qui prétendoient, comme dit Dionis, qu'il n'appartenoit qu'à eux seuls d'enseigner et de démontrer l'Anatomie » et la *Salle des Écoles*, établie provisoirement dans les bâtiments du Jardin royal pendant l'hiver de 1672-1673 (3), ouvrit largement ses portes aux nombreux

(1) *Déclaration du Roy pour faire continuer les Exercices au Jardin Royal des Plantes, registrée au Parlement et Chambre des Comptes*, le 23 mars 1673. Paris, Fr. Léonard, 1673, br. in-4° de 4 p.

(2) Arch. nat., P. 2283, f° 661.

(3) *Comptes des Bâtiments du Roi sous le règne de Louis XIV*, publiés par M. J. GUIFFREY (*Doc. inéd. sur l'hist. de France*), t. I, fol. 601, 1881, in-4°.

auditeurs qu'attirait la curiosité de connaître la *circulation du sang et les nouvelles découvertes* que l'on n'enseignait pas ailleurs.

« Le nombre des spectateurs se montoit toujours à quatre ou cinq cens personnes », écrit Dionis (1).

On enseignait dès lors, en partie double, comme on l'a fait de nouveau au xviiie siècle. Cressé, le docteur régent, qui n'aurait pas cru de sa dignité médicale de mettre la main au scalpel, prononçait quelque belle harangue, puis Dionis disséquait et démontrait, sur le cadavre, tantôt un organe et tantôt un autre.

Les *discours anatomiques* de Cressé étaient encore tout imprégnés de la vieille scolastique de la Faculté de Paris. Nous pouvons juger de l'esprit qui l'inspirait par la dissertation qu'il fit un jour sur la *cause finale* et qui lui valut une querelle très vive avec un autre docteur régent, du nom de Lamy, presque aussi suranné d'ailleurs dans la discussion, il faut bien le reconnaître, que le suppléant de Cureau.

Cressé avait avancé « qu'on devoit en parlant de quelque partie luy donner une fin, parce qu'il est certain qu'elles en ont toutes, et que Dieu n'ayant rien créé d'inutile, il falloit en demontrant quelque partie, dire qu'elle a été faite pour telle ou telle action, puisqu'elle la fait. » On pouvait dire par exemple « que l'œil avoit été fait pour voir, la main pour prendre, le pied pour marcher, et ainsi des autres ». Lamy prétendit « que ce n'étoit point à nous à déterminer la fin pour laquelle une partie étoit faite : qu'il est bien vrai que la nature n'avoit rien fait en vain, et qu'elle avoit donné une fin à tout ce qui compose l'homme » ; mais que « lorsque nous voulions nous mêler de la marquer, nous nous mettions au hazard de nous tromper, parce qu'elle pouvoit s'en être proposé une autre que celle que nous disions » et qu'ainsi « l'on ne devoit jamais assurer que telle partie eût été faite pour cela, mais que cette partie faisoit cela ». Il demeurait d'accord, dit Dionis, témoin de la querelle, en dehors de laquelle il se tenait fort sagement (2), « il demeuroit d'accord qu'on voyoit avec l'œil, qu'on prenoit avec la main, qu'on marchoit avec les pieds ; mais il soutenoit que ce n'étoit point à l'homme à vouloir pénétrer les secrets ni les intentions de Dieu ;

(1) *L'Anatomie de l'homme suivant la circulation du sang et les nouvelles découvertes, démontrée au Jardin du Roy*, par M. Dionis, etc. *Préface.* — On trouvera à la suite des biographies, et notamment de celle de Dezeimeris, la bibliographie exacte des diverses éditions de cet ouvrage où la préface que j'indique ici est constamment reproduite.

(2) *Ibid. Seconde démonstration.*

qu'il devoit seulement admirer ses ouvrages, n'étant point impos-
sible que Dieu ne se fust proposé d'autres fins dans ce qu'il a fait
que celle que nous voyons. » Et il ajoutait « que pour bien connoistre une partie, il n'étoit pas necessaire d'avancer qu'elle avoit
été faite pour tels usages; qu'il n'y avoit qu'à la bien examiner et
travailler à déveloper toutes les particules qui la composent,
qu'alors on verroit que l'action qu'elle fait seroit une suite de sa
contraction, et que par conséquent on ne devoit point dire que l'œil
avoit été fait pour voir, mais qu'on voyoit avec l'œil, qu'on enten-
dait par les oreilles, qu'on marchoit avec les pieds, etc., parce que le
mouvement indélibéré qui venoit du dedans ou du dehors du corps
aux parties nerveuses ou musculeuses de ces organes, étoit seul
capable de leur faire produire telle ou telle sensation, et exécuter
certaines actions plutôt que d'autres. »

« Voilà, ajoute Dionis sans autre commentaire, le sujet de cette
dispute », qui s'échauffa tellement que les deux adversaires « firent
des discours publics pour soutenir chacun leur sentiment; ils eurent
l'un et l'autre des partisans, mais le plus grand nombre se rangea
du côté de M. Lamy. »

J'ai reproduit tout ce verbiage, en dépit de sa longueur, parce
que sa lecture met bien en évidence ce que pouvait être l'enseignement dogmatique représenté par Cressé dans les démonstrations en
partie double, telles qu'elles se faisaient au Jardin.

L'enseignement pratique est tout autre. Qu'il soit anatomique
ou chirurgical, il est avant tout descriptif, et s'applique presque
exclusivement à l'exposition des faits. Rarement Dionis mentionne
au passage quelqu'une de ces discussions scolastiques auquel son
collègue Cressé s'arrête avec tant de complaisance. Il s'en dégage
bien vite, et continue, d'un pas pressé, sa démonstration ou sa dissection. Son style est clair et bref, sa science est sûre et étendue.
Il est au courant des *nouvelles découvertes*, qu'il démontre avec une
grande clarté, et l'on s'explique fort aisément, en lisant son texte,
qu'il ait attiré, autour de sa table de dissection, de véritables foules.

Ses cours comprennent vingt-huit leçons (1). Dans les huit pre-
mières il démontre le squelette : deux leçons sont consacrées aux os
considérés en général, deux autres à la tête, deux au tronc, deux enfin aux membres. Puis viennent dix démonstrations sur le cadavre,

---

(1) *Cours d'opérations de Chirurgie démontrées au Jardin du Roi*, par M. Dionis......
Préface. — Voir, pour l'indication exacte des diverses éditions du Cours, la bibliographie de Dezeimeris.

« quatre des parties contenues dans le bas-ventre, deux de celles
de la poitrine, deux de celles de la tête, et deux des extrémités ».
On a depuis longtemps relevé l'intérêt spécial que présentent les
remarques personnelles de Dionis sur les différences des os d'un
sexe à l'autre, sur les fibres musculaires du cœur, sur l'utérus et ses
annexes, etc., etc.

Quand l'anatomie est terminée dans la *salle des Écoles*, l'enseignement des opérations de chirurgie commence à son tour. Le nombre
des auditeurs déjà considérable a encore augmenté; le plus grand
local du Jardin n'en peut pas tenir la moitié, et l'on est obligé de
faire des billets cachetés qui sont distribués aux garçons chirur-
giens, *servant les maîtres*, et qui seuls peuvent entrer, à l'exclu-
sion de ceux qui sont « *en boutique chez les barbiers* » et de « ceux
que la seule curiosité » pourrait attirer.

Les opérations en général; les opérations sur le ventre, telles que
la hernie et la taille; celles de la poitrine, comme la paracentèse; du
crâne, comme le trépan; de la face, comme l'extraction des polypes;
du bras, de la jambe, etc., remplissent dix longues séances, dont la
dernière est tout entière consacrée à la petite chirurgie.

Dionis a entremêlé ses démonstrations d'exemples empruntés à
sa longue expérience, et comme le plus grand nombre de ses clients
appartient aux classes les plus élevées de la société, même à la
famille royale, la lecture des anecdotes chirurgicales rapportées
par le maître, a gardé, encore aujourd'hui, un véritable intérêt.

Cet enseignement se poursuit avec un égal succès jusqu'à la mort
du titulaire de la charge, François Cureau de La Chambre, décédé
à la cour, le 22 mars 1680.

Dionis est tout désigné pour prendre la succession de celui dont
pendant huit années il a rempli avec tant d'éclat les fonctions. Mais
on organise, dans le même temps, la maison de la princesse Marie-
Anne-Victoire de Bavière, que vient d'épouser le Dauphin (7 mars
1680) et Dionis, qui a renoncé jadis à l'emploi de chirurgien du Roi,
servant par quartier (3 mars 1673) (1), pour pouvoir se livrer complètement à son professorat du Jardin des Plantes, rappelé par la
volonté royale à la cour, où l'on a su apprécier ses grandes qua-
lités, se voit obligé de « finir ses démonstrations publiques », parce
que, suivant ses propres expressions, « la charge dont il vient *d'être
honoré ne lui permet plus de les continuer.* »

Au surplus, s'il avait eu dans cet enseignement de grandes satis-

(1) Arch. nat., O¹ 17, f° 43. — Il avait été remplacé par Pierre Gervais.

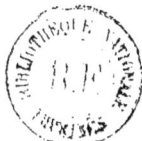

factions intellectuelles et morales, les dédommagements matériels
lui avaient fait péniblement défaut. François Cureau touchait encore
en 1677 le traitement de la charge et nous ne savons pas dans quelle
mesure il partageait, entre les deux collaborateurs qu'il s'était don-
nés, les 1,500 livres allouées au démonstrateur dans le budget du
Jardin royal. D'autre part, la comptabilité des Bâtiments devait
encore à Dionis, en 1687, plus de six ans après son départ pour Ver-
sailles, 622 livres 16 sous (1), un peu plus du tiers de la somme, que
représentaient les frais de cours qu'il avait avancés depuis l'automne
de 1674 !

Que Dionis, mal rétribué et cependant contraint à faire des avan-
ces que l'on réglait avec de tels retards, ait préféré reprendre, dans
des conditions particulièrement honorables et lucratives, une carrière où il pouvait briller longtemps encore, on ne saurait lui en faire
de reproches ! L'avenir de l'enseignement qu'il avait fondé au Jardin
était d'ailleurs solidement assuré. Joseph Guichard Du Verney que,
depuis le milieu de 1674 (2), travaillait aux dissections de l'Académie des sciences, dont il était devenu membre en 1676, et que re-
commandaient aux préférences du Roi les leçons d'anatomie qu'il
avait données avec succès au Dauphin, allait continuer, en leur assu-
rant des bases beaucoup plus larges, les démonstrations du Jardin
royal dans cette chaire où, après l'anthropologie et l'anatomie des-
criptive, l'anatomie comparée devait faire, à son tour, son entrée
dans le haut enseignement de notre pays.

Singulier avantage de ces grandes institutions, libres de tout pro-
gramme et dans lesquelles l'enseignement peut se développer, suivant les tendances du moment, suivant les ressources du professeur,
en abordant tour à tour les spécialités les plus neuves !

La vie de Dionis se passe désormais à la cour et dans les camps.
L'ancien démonstrateur-suppléant du Jardin des Plantes va pour-
suivre, pendant trente-huit années encore, une carrière toujours
plus brillante. Premier chirurgien de la sérénissime Dauphine
(1680-1690), *chirurgus serenissimæ Delphinæ primarius*, ainsi que
le qualifie le portrait gravé par Thomassin (1689), que je place
sous vos yeux ; chirurgien consultant des armées du Roi comman-
dées par le duc de Bourgogne (1702-1708) à la personne duquel il
est déjà depuis quelque temps attaché ; premier chirurgien de
Marie-Adélaïde de Savoie, duchesse de Bourgogne, la jeune Dau-

(1) *Comptes des Bâtiments du Roi*, t. I, col. 947 ; t. II, col. 1199.
(2) *Ibid.*, t. I, col. 783.

phine morte si tristement dans l'épidémie de 1712 avec son mari et
l'un de ses fils ; très occupé, très consulté, toujours actif, pratiquant
son art à un âge où le chirurgien ne cherche plus d'ordinaire qu'un
repos bien mérité, Dionis tournait encore parfois la tête du côté de
ce Jardin royal, premier théâtre de sa gloire.

Quand il démontrait autrefois aux écoliers attentifs les diverses
parties du corps, la plupart lui demandaient « quel Auteur ils sui-
vroient pour apprendre les *nouvelles découvertes*. Comme elles ne
sont point décrites avec ordre dans aucun livre, Dionis ne savait
lequel il devait leur recommander, « car, bien que Riolan et Bar-
tholin, ajoutait-il, semblent convenir de la circulation du sang,
néanmoins il leur reste un vieux levain des anciennes opinions qui
paroist dans tous leurs écrits (1). » On le priait de faire imprimer ses
Démonstrations et il se reposait sur Duverney dont il jugeait modes-
tement les lumières *infiniment au-dessus* des siennes propres. Mais
Duverney, qui poussait jusqu'au scrupule le souci de l'exactitude,
ajournait toujours la publication de ses leçons et le public était
frustré des grandes espérances qu'il lui avait données.

C'est alors que, profitant de l'instant d'arrêt qui suivit dans sa
carrière la mort de la Dauphine, il publia sous les auspices du
Roi son *Anatomie de l'homme suivant la circulation du sang et les
nouvelles découvertes, démontrées au Jardin Royal.* Ce livre a eu
dix éditions, dont six en France, deux en Suisse, une en Hollande,
et une en Angleterre, et il ne fallut rien moins que la célèbre *Exposition anatomique* de Winslow, pour arrêter sa vogue (1732) qui
dura ainsi plus de quarante années. Il avait été donné en latin et en
anglais, et un Jésuite de Chine, le P. Parrenin, que l'empereur
Kang-hi avait chargé de traduire à l'usage de ses sujets un traité
d'anatomie, l'avait mis en tartare mandchou.

Ses *Opérations* publiées en 1707, dix-sept ans après l'*Anatomie*,
eurent plus de succès encore. Rééditées six fois en France, traduites
en anglais, en allemand et en hollandais, elles sont restées entre les
mains des élèves pendant plus de soixante années.

Dionis est mort octogénaire le 11 décembre 1718. Duverney avait
à peu près terminé son œuvre, mais Winslow commençait la sienne,
et l'ancien démonstrateur-suppléant put se dire, en quittant ce monde
que l'enseignement qu'il avait inauguré ne périrait pas de sitôt.

Après Duverney et Winslow, Hunauld, Ferrein, Antoine Petit,
Vicq d'Azir et Portal allaient en continuer la tradition jusqu'aux
derniers jours de l'ancien Jardin Royal.

3 avril 1894.

(1) *L'Anatomie. Préf. cit.*

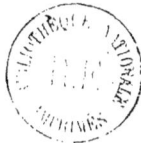

ANGERS, IMP. A. BURDIN ET Cⁱᵉ, RUE GARNIER, 4.

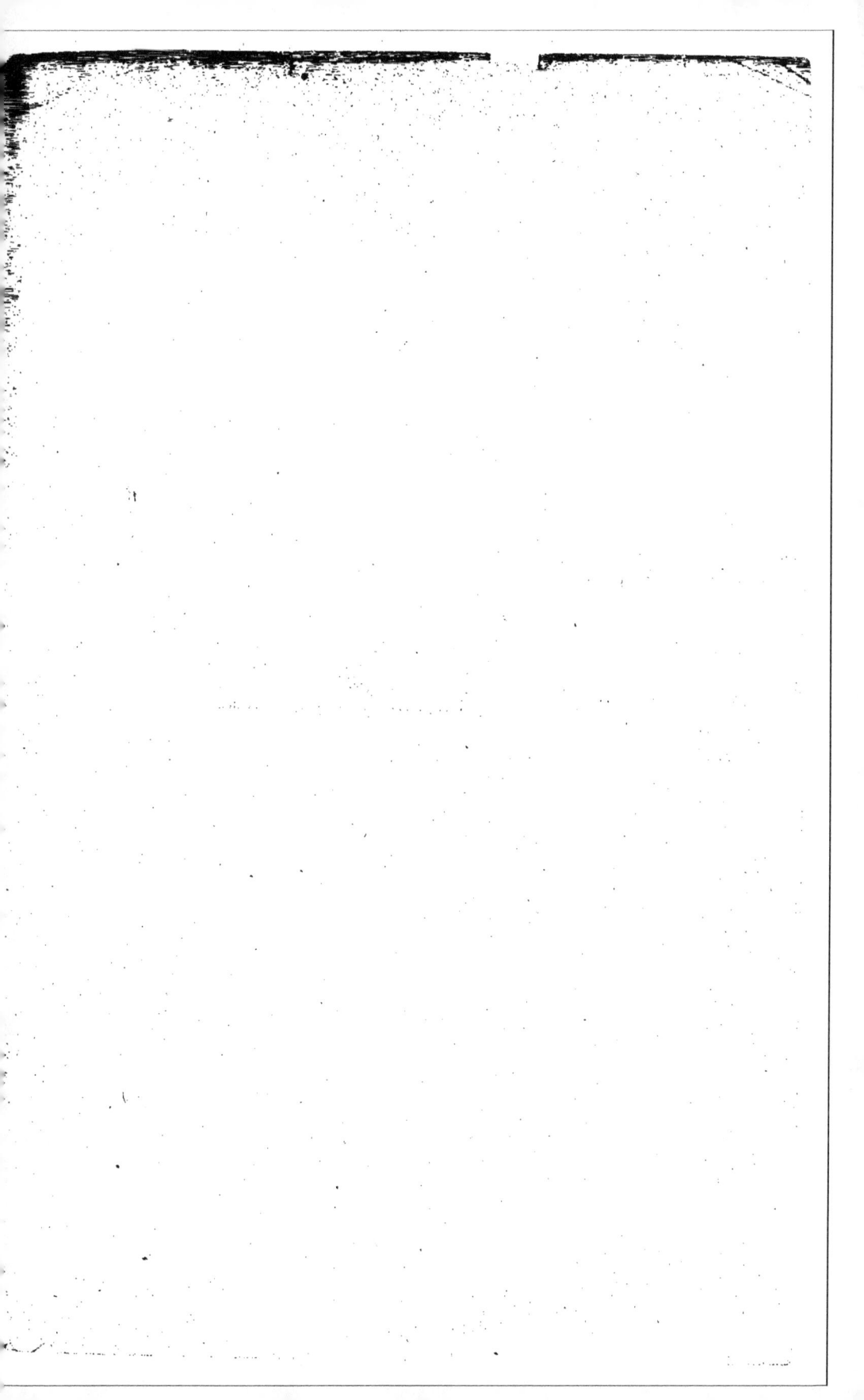

ANGERS, IMP. BURDIN ET Cie, 4, RUE GARNIER.

www.ingramcontent.com/pod-product-compliance
Lightning Source LLC
Chambersburg PA
CBHW060529200326
41520CB00017B/5177